DES CHEVEUX

LEURS VALEURS EN MÉDECINE JUDICIAIRE

A PROPOS

D'UNE OBSERVATION PERSONNELLE

PAR

Le Docteur CHARLES AMAT

MÉDECIN AIDE-MAJOR DE 1re CLASSE

ALGER

IMPRIMERIE DE L'ASSOCIATION OUVRIÈRE, P. FONTANA ET Cie

1883

DES CHEVEUX

LEURS VALEURS EN MÉDECINE JUDICIAIRE

A PROPOS D'UNE OBSERVATION PERSONNELLE

I

Le 27 mars 1880 un crime se perpétrait aux portes de Miliana. Requis par l'autorité judiciaire pour procéder aux constatations légales, nous retracions aisément les phases de l'horrible drame. T... gisait sur le sol, la tête écrasée ; sa monture errait dans la campagne ; une grosse pierre ensanglantée au niveau de sa principale arête reposait sur du gazon frais ; à droite se trouvait un panier, à gauche un chapeau, en avant contre des broussailles une touffe de cheveux, çà et là des mares de sang : la victime désarçonnée avait luttée , jetée à terre et maintenue, le bloc pierreux fracassait le crâne eu déterminant la mort.

Accompli dans de semblables conditions, cet assassinat n'était pas l'ouvrage d'un seul ; T... fort et bien constitué n'aurait pu tomber à sa merci.

Les investigations allaient leur cours et les soupçons naissaient. L'instruction habilement conduite démêlant l'écheveau fort embrouillé de cette pénible affaire, démontrait la culpabilité d'un indigène : sur lui pesaient de si lourdes charges qu'on nous commit à l'effet de déterminer si ses cheveux étaient semblables à ceux trouvés sur le théâtre du crime, si ces derniers avaient été arrachés.

Tout en comprenant l'importance des résultats de notre expertise, nous ne nous dissimulions pas les difficultés de la mission qui nous était confiée. Outre que l'examen d'un échantillon de cheveux exige beaucoup de patience et de temps, il nécessite des connaissances spéciales que nous allons tout d'abord exposer.

II.

Les cheveux sont des productions épithéliales filiformes, répandues sur le cuir chevelu dans une zône dont la limite varie avec les races (Quatrefages, Pruner-Bey (1). Ils présentent un corps : *la tige,* et deux extrémités, *une libre,* l'autre cachée, *la racine.*

Abandonnés à leur croissance naturelle, les cheveux peuvent acquérir une très grande *longueur.* Ils présentent une diversité extrême au point de vue de *la couleur.* En harmonie d'ordinaire avec celle de la peau et de l'iris, elle s'échelonne à peu près comme il suit : blanc de lin, qui se rapproche des cheveux incolores des albinos ; le blond proprement dit, le jaune doré, le roux, le châtain, le brun et le noir plus ou moins foncé, allant jusqu'au jais (Topinard) (2). A la *lumière directe,* les reflets varient avec l'intensité et l'incidence des rayons lumineux. Pris *en masse,* les cheveux paraissent plus foncés *qu'isolément.* A la *lumière réfractée,* les cheveux noirs paraissent brun acajou ; les châtains, acajou clair ; les rouges, jaune clair orangé ; les blancs transparents avec un léger reflet jaunâtre (Joannet) (3).

Le *diamètre* des cheveux subit des variations dépendantes du sexe et de l'âge. Bien que n'étant pas uniforme sur tout le trajet de la tige, l'on peut dire d'après les mensurations d'Oesterlen (4), que *tout poil présentant plus de 0 millim. 08 d'épaisseur, n'est pas un cheveu.*

Bory de Saint-Vincent (5), a insisté l'un des premiers sur les grandes différences de *forme* que les cheveux présentent suivant les races, et les a partagés en *leiotriques* aux cheveux lisses, et *ulotriques* aux cheveux crépus.

On distingue les cheveux *lisses* proprement dits, lorsqu'ils sont rectilignes dans toute leur longueur ; *ondés,* lorsqu'ils décrivent de longues courbes ; *bouclés,* lorsqu'à une certaine distance de leurs extrémités, ils forment des anneaux larges et

---

(1) De Quatrefages. *L'Espèce humaine,* page 269.

Pruner-Bey. *Sur la chevelure, comme caractéristique des races humaines ; et deuxième série d'observations sur la chevelure,* in Mém. Soc. anthrop. t. II et III.

(2) Topinard. *L'Anthropologie,* page 358.

(3) Joannet. *Le poil humain, ses variétés d'aspect, leur signification en médecine judiciaire.* Paris 1878, page 20.

(4) Otto Oesterlen. *Das menschliche Haar und seine gerichtsärztliche Bedentung.* Tubingen 1874 ; cité par Joannet.

(5) Cité par Topinard, page 362.

incomplets ; *frisés*, lorsque ces anneaux plus petits occupent toute la longueur du cheveu. Les *crépus* ou *laineux* sont ceux dont les anneaux très petits s'entortillent avec les voisins, de manière à former de minimes touffes, dont l'aspect rappelle celui de la laine (Topinard) (1). D'après les recherches de Pruner-Bey (2), on peut dire que plus le cheveu est aplati plus il s'enroule, il devient plus lisse et plus raide à mesure qu'il s'arrondit.

La *résistance* des cheveux est très grande. Oesterlen fait remarquer d'après Joannet (3), que « s'il s'en trouve de *brisés*, sur un marteau, sur une pierre, cet état fragmenté devra faire supposer l'emploi d'une telle force, qu'un plan résistant d'appui comme un os, aurait été du même coup infailliblement fracassé. En outre, cette solidité démontre que les cheveux sont plutôt déracinés que brisés dans leur tige, d'où cette conséquence : quand la racine fait défaut, il est difficile *à priori* de croire à un arrachement. Quand une touffe de cheveux est prise par une machine, il y a plutôt arrachement du cuir chevelu, qu'avulsion de simples cheveux ».

III.

Un cheveu est composé de trois couches : l'épidermicule, la substance corticale, la moelle.

La *membrane externe* ou épidermicule, vue à un fort grossissement, se montre constituée par un revêtement épidermique s'étendant sur toute la tige. Les écailles qui le composent se recouvrent mutuellement de la base au sommet du cheveu. Leurs bords étant tournés vers l'extrémité libre, la direction de la dentelure permet de reconnaître même sur le plus petit fragment de cheveu, quel bout répond à la racine et quel autre au sommet (Oesterlen) (4).

La *substance corticale* forme la masse principale du cheveu. Striée dans le sens de la longueur (*tissu fibreux* de Kolliker, *partie fibreuse* de Sappey), elle est parsemée de points, de raies ou taches noires ; elle est d'une transparence plus ou moins accentuée, suivant la coloration naturelle du cheveu.

La *substance médullaire* se montre vers le centre du che-

---

(1) Topinard, *Loco citato*.
(2) *Loco citato*, in Pruner-Bey.
(3) *Loco citato*, in Joannet.
(4) *In* Joannet, *Loco citato*.

veu comme une traînée opaque, régulière ou étranglée, de distance en distance. Sa signification n'est pas encore bien établie. Elle prend une coloration blanc d'argent à la lumière directe, noir à la lumière réfractée.

Si de la tige, on passe à la *racine* du cheveu, on voit que cette dernière logée dans une cavité spéciale du derme (*follicule*), coiffe par sa base élargie et creusée en cupule (*bouton du poil*), une saillie molle et vasculaire du fond du follicule (*bulbe*), qui remplit à l'égard du cheveu le rôle d'organe producteur (Arloing) (1).

Les cellules de *l'épidermicule* forment sur *la racine* un réseau beaucoup plus apparent par le soulevement et l'inflexion de leurs bords, sous l'influence de l'arrachement et de la dessication. Elles semblent ne pas atteindre le bouton du cheveu. D'après Frey et Sappey elles ne disparaissent pas, mais prennent, insensiblement, le caractère des cellules de la couche génératrice de l'épiderme qui sont étalées à la surface du bulbe.

La *substance corticale* se transforme également. Elle devient molle, granuleuse, à cellules ovalaires, nuclées et riches en pigment.

La *moelle* ne se prolongerait pas jusque dans la racine. D'après Kolliker cependant, elle resterait tantôt très visible jusqu'au sommet du bulbe, tantôt elle perdrait insensiblement ses caractères, pour se confondre avec les cellules de la papille

De l'exposé ci-dessus, on peut déduire la constitution de la racine du cheveu : elle représente comme un bourgeon pyramidal de la couche profonde de l'épiderme avec des cellules molles nuclées plus ou moins pigmentées ovoïdes ou polyédriques (Arloing) (2).

Elle peut affecter deux formes principales : 1° délicate, ouverte et comme lacérée inférieurement (*poil en bouton de Henlé*), indice d'un développement inachevé; 2° fermée en bas, plus volumineuse que la tige (*poil en massue de Henlé*), signe d'un complet développement et d'une chûte spontanée (Oesterlen) (3).

L'usage de couper les cheveux, modifie leur *extrémité libre*. Au lieu d'être conique et plus ou moins fine, cette dernière se termine par une surface de séparation oblique ou transversale nette ou hérissée de quelques prolongements. Chez la femme par suite de l'emploi très rare des ciseaux, les cheveux présen-

---

(1) Arloing. *Poils et ongles, leurs organes producteurs* Paris 1880
(2) Arloing. *Loco citato*.
(3) Oesterlen in Joannet

tent outre leur longueur, le caractère d'être terminés par une pointe fine. Le fendillement, la tri ou quadrifurcation, constituent une autre forme de l'extrémité libre. Il se produit sous l'influence de l'action du peigne et aussi par suite du grand éloignement ou se trouve la pointe de la racine trophique : il en résulte une moindre vitalité vers l'extrémité libre qui se désagrège ainsi plus facilement (Joannet, Galippe et Beauregard) (1).

IV.

En l'état de nos connaissances actuelles, les notions qui précèdent sont indispensables à tout expert appelé en l'espèce à éclairer la justice dans les questions criminelles. Elles le mettent à même d'établir les points suivants :

1° *L'échantillon trouvé est constitué par des cheveux.* La longueur, la couleur, le diamètre, la forme, la résistance, la structure anatomique et l'examen des deux extrémités différencient ces derniers des poils de mouton, de lapin, de chat, de chèvre, de cheval, de bœuf, de vache, d'âne, de cochon. La confusion ne peut être faite non plus avec les productions organiques filiformes des plumes, ni avec les fibres textiles : laine, chanvre, lin, coton, soie.

2° *Les cheveux proviennent d'une tête de femme ou d'homme.* La longueur est dans le premier cas presque caractérisque. Dans notre race, l'activité du système pileux semble se concentrer sur la chevelure de la femme (Cruveilhier). Ils présentent en outre chez cette dernière, une pointe fine, par suite du très rare emploi des ciseaux et sont à ce niveau plus souvent fendillés que ceux de l'homme.

3° *Les cheveux établissent l'identité d'un individu.* Au moyen des caractères physiques énoncés, on détermine par des *examens comparatifs* nombreux s'ils appartiennent à la victime ou à l'accusé.

4° *Les cheveux sont colorés artificiellement.* Les diverses teintes sont dues, soit à des corpuscules détachés des corps qui se déposent à la surface de leur tige, et qu'un lavage fait plus ou moins disparaître, soit à des substances chimiques qui les imprègnent si intimement, que leur nuance reste inaltérable aux procédés ordinaires. La distinction des cheveux colorés ar-

---

(1) Joannet. *Loco citato.*
Galippe et Beauregard. *Guide de micrographie.* Paris 1880

tificiellement est aisée avec le microscope. Si la teinture est
bien faite, la couleur de la tige est tellement égale qu'on ne la
retrouve jamais ainsi dans la nature. Le plomb et le bismuth
donnent une tige noir jais et opaque, elle est noire à l'œil,
transparente et colorée en brun violet avec le nitrate d'argent.
Un cheveu noirci par le sulfure de bismuth ou le nitrate d'argent additionné d'une goutte d'acide nitrique, reprend sa couleur claire primitive de la périphérie au centre, avec formation
de nombreuses bulles d'air qui s'attachent à tout le bord de la
tige. Ce phénomène ne se produit pas avec un cheveu de couleur naturelle, si foncé qu'il soit, quand on se sert d'acide nitrique pour le rendre plus clair (Oesterlen) (1).

5° *Les cheveux ont été arrachés ou sont tombés spontané-
ment.* Dans le premier cas la racine délicate, le plus souvent
affilée et comme lacérée inférieurement, indique la forme du
développement inachevé ; dans le second, elle est fermée par
le bas, arrondie, légèrement plus forte que la tige renflée en
massue, signe d'un *développement achevé.*

V.

Dans les circonstances où l'assassinat précité avait été com-
mis, le résultat de l'examen des cheveux pouvait être de la plus
grande valeur : déterminer l'identité de l'inculpé.

Ayant pris tout d'abord sur la tête de ce dernier des cheveux
de différentes régions, nous en formions un paquet étiqueté
n° 2, alors que l'échantillon délivré par le juge instructeur était
inscrit sous le n° 1

L'examen du n° 1 donnait les résultats suivants .

Eléments filiformes réunis à quatre ou cinq fibrilles d'appa-
rence végétale et à quelques parcelles de terre, longs de 12 à
18 centimètres réunis en touffe se repliant sur eux-mêmes un
grand nombre de fois, soit à angles plus ou moins aigus, soit
en arcs de cercle plus ou moins grands. Impossibilité de les
réunir en mèche. Ils sont en outre tordus çà et là sur leurs
axes, ce qui rend compte des aspérités perçues lorsqu'on les
fait glisser entre les pulpes du pouce et de l'index.

A un faible grossissement (objectif 3, oculaire 2. Arth. Chevalier) (2), on constate par comparaison que ces éléments fili-

---

(1) Oesterlen *cité* par Joannet.

(2) Nous ne connaissons pas l'échelle de grossissement de ce constructeur. Dépourvu de
micromètres, nous n'avons pu déterminer l'amplitude dans le cas actuel

formes ont le même diamètre que des cheveux ordinaires, les fibrilles signalées étant deux et trois fois plus grosses. Celles-ci ne présentant pas du reste le réticulum caractéristique de l'épidermicule, ne sont pas des productions filiformes (objectif 6, oculaire 2. Arth. Chevalier).

Les cheveux pris séparément paraissent châtains ; en masse, la coloration est brune. A la lumière réfractée, ils sont acajou clair.

Sur la plupart d'entre eux on peut constater le point d'implantation révélé par la présence de la racine, visible à la loupe. A un plus fort grossissement (objectif 6, oculaire 2), on constate que cette dernière est renfléée en massue d'une façon à peu près générale. Nous n'avons jamais trouvé de pointe affilée et déchirée à diamètre inférieur à celui de la tige.

L'échantillon n° 2, avait été pris aux ciseaux. Notre examen devait donc se porter exclusivement sur les tiges.

Leurs longueurs varient de 10 à 12 centimètres : leurs diamètres paraissent, par comparaison, être un peu inférieurs à ceux des précédents. On peut réunir les cheveux en une mèche. Ils ne présentent pas d'aspérités sur leurs parcours et ne sont pas tordus sur leurs axes. Vus séparément, ils paraissent bruns ; en masse, ils sont d'un beau noir. A la lumière réfractée, ils présentent la couleur brun acajou.

De ces constatations, nous étions amené à tirer les principales conclusions suivantes : les cheveux trouvés sur le théâtre du crime, ne sont pas semblables à ceux de l'inculpé ; ils n'ont pas été arrachés ainsi que l'indique le complet développement de leurs racines ; leur chûte a été spontanée ; leur rencontre en un pareil lieu, ne peut être expliquée que par une bizarre coïncidence.

Les évènements vinrent justifier notre façon de voir. Trois indigènes avaient perpétré l'assassinat, ils firent des aveux complets. L'examen de leurs cheveux donna un résultat absolument différent de celui de l'échantillon recueilli.

Miliana, ce 5 avril 1883.